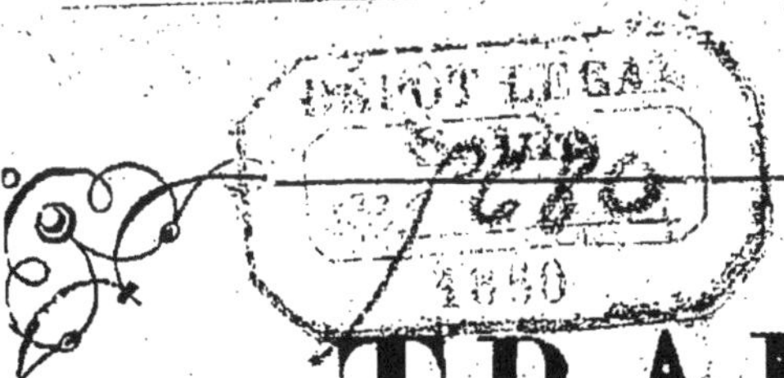

TRAITÉ

DES AFFECTIONS

RHUMATISMALES

NÉVRALGIQUES ET GOUTTEUSES

SUIVI D'UN NOUVEAU MODE DE TRAITEMENT TOUT EXTERNE

Par le Docteur **BOURDONNAY**
Membre de plusieurs Académies et Sociétés savantes

PRIX : 50 CENT.

PARIS
CHEZ L'AUTEUR, RUE DE GRENELLE-SAINT-HONORÉ, 19
CHEZ DENTU, 13, GALERIE D'ORLÉANS (PALAIS-ROYAL).
ET CHEZ LES PRINCIPAUX LIBRAIRES
1860

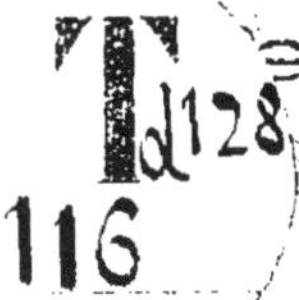

TRAITÉ

DES AFFECTIONS

RHUMATISMALES

NÉVRALGIQUES ET GOUTTEUSES

SUIVI D'UN NOUVEAU MODE DE TRAITEMENT TOUT EXTERNE

Par le Docteur **BOURDONNAY**
Membre de plusieurs Académies et Sociétés savantes

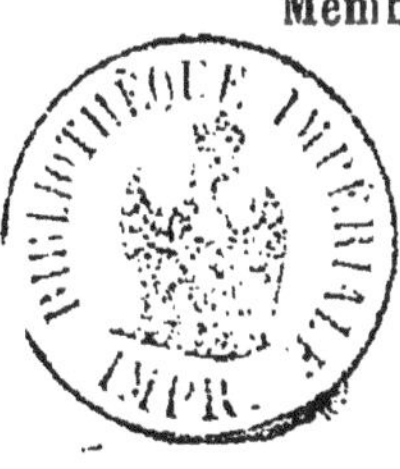

PRIX : 50 CENT.

PARIS
CHEZ L'AUTEUR, RUE DE GRENELLE-SAINT-HONORÉ, 19
CHEZ DENTU, 13, GALERIE D'ORLÉANS (PALAIS-ROYAL).
ET CHEZ LES PRINCIPAUX LIBRAIRES
1860

INTRODUCTION.

L'opuscule que nous soumettons ici au public éclairé, devra attirer sûrement son attention.

C'est un résumé succinct de tout ce qui a été écrit jusqu'à ce jour, sur des maladies rebelles pour la plupart aux moyens thérapeutiques ordinaires.

Après avoir défini la goutte, les rhumatismes et les affections nerveuses, nous avons exposé les altérations pathologiques, la nature, les causes, les symptômes et le traitement de cette maladie.

Ce dernier article a été divisé en deux parties, le traitement interne et le traitement externe.

Les principaux moyens employés jusqu'à ce jour ont eu pour base la colchique donnée sous toutes les formes.

Nous remplaçons ce médicament irritant par des sudorifiques, moyen rationnel qui élimine le principe goutteux et rhumatismal; toutefois la répugnance qu'éprouvent certains malades pour toute médication interne nous a fait adopter un traitement tout externe que nous développerons plus loin.

S'il est vrai que la santé est le plus précieux de tous les biens, on conviendra qu'un ouvrage qui a pour but l'exposé d'un traitement qui la ramène lorsqu'elle nous a quittés, est de la plus haute importance, puisqu'il tend à nous faire jouir d'un bonheur sans lequel s'évanouissent tous les autres.

Dr BOURDONNAY.

TRAITÉ DE LA GOUTTE ET DU RHUMATISME.

I.

De la Goutte.

La Goutte peut être définie *une affection qui attaque les articulations en y déterminant du gonflement, de la douleur, de la chaleur et de la rougeur, et donnant lieu à une matière saline qui se dépose autour des articulations et même entre les surfaces articulaires.*

D'après cette définition, nous avons été amené à reconnaître 1° que par l'inflammation des surfaces articulaires, la synovie sécrétée entre ces surfaces s'épaississait peu à peu;

2° Que les articulations perdaient de leur facilité à se mouvoir;

3° Qu'il s'établissait une sécheresse qui se faisait ressentir à l'intérieur par un craquement qu'on remarquait pendant la convalescence et même plusieurs mois après;

4° Que les malades voyaient, au bout d'un temps assez éloigné, se former autour des articulations des nodosités qui ne peuvent être attribuées qu'à l'épaississement de la synovie, au dépôt de matières salines qui se formaient entre les surfaces articulaires, gagnaient les côtés des articulations et finissaient par attaquer les os et établir une ankylose.

D'après Huffeland, la goutte se développe de l'intérieur à l'extérieur; cette affection a donc pris naissance dans l'intérieur même de l'organisme qui a été élaboré critiquement par lui, et poussé au-dehors par la nature; donc les phénomènes appelés *attaques de goutte* doivent être considérés comme des symptômes d'un état pathologique interne profond.

La goutte est accompagnée d'une matière pathologique, caractérisée d'une manière spécifique par la formation de terre calcaire, d'acide, véritable anomalie de la matière organique.

Divisions nosographiques.

Les divisions de la goutte se multiplient à l'infini. Nous ne chercherons pas à donner ces différentes classifications des auteurs. Pour nous, nous la divisons : 1° En goutte aiguë ; 2° goutte chronique ; 3° goutte interne ; 4° goutte compliquée.

Altérations pathologiques.

Il se forme entre les surfaces articulaires d'abord une inflammation des tissus, qui les revêtent; puis après, ces tissus se boursouflent; la maladie continuant sa marche, les altérations deviennent plus graves, les surfaces articulaires se couvrent de granulations, qui, peu à peu, gagnent les tissus sous-jacents, deviennent de petites plaies et se convertissent en véritables ulcérations rondes, à bords renversés (comme M. Cruveilhier a eu l'occasion de le remarquer), qui amènent l'usure des membranes synoviales et mettent les os à découvert.

Des concrétions se forment entre ces surfaces, et, gagnant les côtés des articulations, s'y déposent, rongent les tissus par leur acidité, arrivent jusqu'aux os, les soudent entre eux, et amènent par conséquent l'ankylose.

Les concrétions qui se développent dans ces ces parties sont de diverses natures; tantôt on rencontre des phosphates de chaux, tantôt des carbonates de chaux, mais ce sont surtout les bases combinées à l'acide urique qui apparaissent le plus fréquemment.

Si nous examinons les liquides qui circulent dans les tissus des malades atteints soit d'une arthrite goutteuse, soit d'une arthrite rhumatismale, nous trouvons d'abord, et c'est l'opinion de plusieurs auteurs, le sang rouge, épais, facilement coagulable, contenant de l'acide urique en excès.

Les urines sont rares, rouges, briquetées, très-acides, formant des dépôts et des sédiments qui, vus au microscope, forment de beaux prismes rhomboïdaux.

Nature de la goutte.

L'opinion la plus accréditée est que la goutte est le résultat d'une matière morbifique qui se porte sur les jointures, même sur d'autres organes, et produit les phénomènes de la maladie.

Hippocrate prétendait que la bile et la pituite étaient la cause essentielle de la goutte; ces deux humeurs, mises en mouvement, se déposaient sur les jointures.

C'est d'après ces données que Galien fonda sa théorie; la goutte blanche œdémateuse, dit-il, est l'effet de l'humeur pituiteuse.

La goutte aiguë, inflammatoire, provient-elle de la surabondance de la bile? Cependant, ce n'est pas tant l'altération des humeurs qui est la cause prochaine de la goutte que la surabondance des différentes humeurs.

Oribaze, Aétius, Paul d'Égine, Cœlius Aurelianus, Alexandre de Tralles, ont soutenu le système de Galien, en y modifiant quelques idées. Paracelse regarde la synovie comme capable d'irriter les parties voisines des articulations et d'occasionner les douleurs vives qu'éprouvent les goutteux. Van-Helmont, disciple de Paracelse, combat les idées de son maître, et attribue la cause de la goutte à l'effervescence de la synovie, due à une acidité particulière. Fernel, Rivière, Sydenham, Willis, ne sont guère plus d'accord sur le siége de cette affection, et il faut arriver à Boerhaave et aux auteurs qui vinrent après lui, pour avoir des idées un peu plus saines sur la cause de la goutte.

Des causes de la Goutte.

Nous les ramenons aux suivantes :

1° L'hérédité ;

2° La vieillesse ;

3° La nourriture azotée,

4° L'abus des spiritueux,

5° Les passions ;

6° La vie sédentaire, sexe masculin ;
7° Le défaut de transpiration ;
8° Les climats et les saisons.

I

L'Hérédité.

Il ne faut pas se figurer (1), comme on l'enseignait il n'y a pas bien longtemps, que les parents transmettent aux enfants le *germe* de leurs maladies ; les enfants héritent tout simplement d'une organisation souvent identique à celle de leur père et mère, et voilà tout. Ils sont aptes à contracter les mêmes maladies que leurs parents, mais là se borne l'hérédité. Ajoutons que l'éducation, le genre de vie, le séjour dans un climat autre que le leur, modifient l'organisation des enfants, qui, alors, ne contractent nullement les maladies auxquelles ils étaient prédisposés par l'hérédité. De là s'explique ce fait étonnant, que *l'hérédité respecte*

(1) B. Lunel, *Dict. des Erreurs en Médecine.*

souvent le descendant direct. C'est ainsi que nous voyons un père phthisique, donner le jour à un enfant qui ne sera point atteint de cette maladie, mais celui-ci transmettre sa prédisposition à un fils, qui succombera à cette affection redoutable. De même qu'il est naturel que les parents donnent à leurs enfants leurs traits, leurs gestes, leur voix et souvent leurs passions, de même aussi les prédisposent-ils, par cette analogie de constitution, à contracter les maladies dont ils ont été atteints. Toutes ces choses, dit un auteur, sont contenues dans la semence dont l'enfant est formé : le temps les développe, et il est rare qu'on n'en ressente pas les effets. — Peut-être objectera-t-on que l'hérédité n'est pas une cause certaine de cette maladie, parce qu'on voit souvent, parmi des enfants d'un même père, les uns être atteints de la goutte, les autres en être exempts : nous avons déjà réfuté une partie de cette objection dans le commencement de cet article, et nous ajouterons que lors de la génération des enfants exempts de la goutte, il est probable que le père n'avait point encore cette affection. Il y était prédisposé sans doute, mais sa constitution n'avait point subi les terribles effets de la maladie qui nous occupe.

II

La Vieillesse.

Hippocrate a observé que les enfants sont exempts de la goutte avant l'âge de puberté (1), et Sydenham ajoute qu'il n'a point vu de goutteux au-dessous de l'âge viril (2).

L'âge avancé est donc, sans contredit, une des causes prédisposantes de la goutte, et cela s'explique aisément.

Dans la jeunesse, la fibre musculaire est très-élastique; c'est l'âge du mouvement. Tout

(1) *Puer podagra non laborat ante usum venerearum* (Hipp. in Aph.).

(2) *Neque pueros, neque juvenibus mimores podagra verâ ac genuinâ hactenus vexatos observavi.* (Syd., p. 556).

l'organisme éprouve un surcroît d'activité particulière; le système osseux achève son développement complet; les fonctions de la circulation, de la respiration et de la locomotion acquièrent une prédominance marquée sur celle des systèmes nerveux et lymphatique. Comment pourrait-on, dans un état constant d'énergie et de souplesse, être atteint de la goutte?

Dans la vieillesse, au contraire, la peau devient plus sèche, l'absorption s'y fait moins bien et devient presque nulle; les cartilages s'ossifient, les digestions se détériorent, les dents tombent, les sources de la chaleur animale se tarissent; en un mot, tout prédispose le vieillard à devenir victime de la goutte.

Ici, cependant, se présente une question : *A quel âge l'homme peut-il être regardé comme vieillard?* Pour nous, comme pour tous les physiologistes, cet âge est marqué par *l'affaiblissement* des *forces physiques* ou *intellectuelles;* selon la constitution de l'individu, selon qu'il aura plus ou moins observé les règles de l'hygiène, il sera vieux plus ou moins tard : tel individu, par exemple, est *usé*, comme on le dit vulgairement, à 40 ans; tel autre à 60 jouit encore de toute sa vigueur et de toutes ses facultés. Néanmoins, en règle générale, lorsque l'homme a passé l'âge de 50 ans, il ne peut plus être regardé ni comme jeune ni comme viril; en effet, l'homme n'est plus capable alors de se livrer aux exercices qu'il faisait dix ans auparavant; sa main n'est plus aussi assurée, sa vue aussi bonne; en un mot, il commence, selon l'expression d'un grand maître, à *perdre de son éclat.* Il n'est donc pas étonnant que la goutte soit la compagne de la vieillesse, et il faut à cet âge, pour se préserver ou se guérir de cette affection, recourir à toutes les ressources de l'art.

III

Nourriture azotée.

On appelle *principes immédiats* ou *organiques* certaines substances que l'on retire des corps organisés par des procédés simples, et pour ainsi dire *immédiatement*, sans décomposer la matière jusque dans ses éléments primitifs. Ce sont des substances composées qui, en se combinant et réagissant les unes sur les autres, constituent le corps vivant, soit végétal, soit animal. L'oxygène, l'hydrogène, le carbone et l'azote sont les éléments constitutifs des principes immédiats; et tel est le mode d'arrangement et de combinaison qu'emploie la nature pour les former, que chacun d'eux présente des propriétés différentes, bien que la composition chimique semble être, à peu de chose près, la même pour tous. Ce fait est extrêmement important à noter, parce que, arrêtés par cette première difficulté, comment nous étonner d'en rencontrer tant d'autres dans l'explication des phénomènes de la vie? Mais il y a une grande distinction à établir entre les principes immédiats des végétaux et ceux des animaux. En effet, tandis que les premiers ont pour base de leur composition le carbone, les seconds ont l'azote. Ce fait est également curieux et important à connaître, en raison des conséquences physiologiques et hygiéniques qui en découlent. Cependant, les principes immédiats des animaux ne sont pas tous azotés : ceux qui contiennent de l'azote sont l'albumine, la fibrine, la gélatine, le mucus, le caséum, l'urée, l'acide urique, l'osmazôme, le principe colorant rouge du sang et le principe colorant jaune. Les autres, dépourvus de cet élément, sont l'oléine, la stéarine, la matière grasse de la substance nerveuse, les acides acétique, benzoïque, tartrique, oxalique, rosacique, le sucre de lait, le sucre des diabètes, le picromel, la cholestérine et les principes colorants de la bile. L'histoire de ces principes appartient à la chimie organique, mais nous avons dû entrer dans ces détails, pour faire comprendre que la nourriture azotée est principalement la nourriture animale, celle qu'on appelle ordinairement *nutritive, réparatrice*.

L'organisme ne se soutenant que par une réparation continuelle des pertes qu'il fait habituellement, et les aliments en conséquence étant indispensables, il a été nécessaire de choisir ceux qui étaient les plus analogues avec nos organes, et qui pouvaient se digérer le plus facilement, pour conserver la santé.

L'homme s'étant familiarisé avec une foule de substances qui lui sont étrangères, il est moins aisé de reconnaître celles qui lui sont naturelles, et qui conviennent le mieux à sa constitution; mais on peut dire que, plus il varie ses aliments, plus il agit contre ses intérêts, plus il est exposé à une foule de maux dont les animaux qui ne vivent que d'un seul aliment, se trouvent naturellement exempts.

Il ne paraît pas que l'homme soit né carnivore, quoiqu'il se nourrisse très-bien de la chair des animaux; son organisation anatomique, son caractère doux et humain, parmi les peuples qui ne vivent que de végétaux, font regretter que nous n'ayons pas toujours été fixés à ce régime. Pour augmenter ses jouissances, il a réfléchi sur celles des animaux, et a voulu réunir en lui toute l'industrie que la nature a partagée entre eux. Il en est certainement résulté une grande altération dans sa constitution physique et dans sa constitution morale, et de grandes différences dans les tempéraments, une tendance plus grande aux pléthores, à la goutte, aux inflammations, etc. Mais, quoique l'usage exclusif de la viande ne paraisse pas naturel à l'homme, il serait absurde de lui conseiller aujourd'hui de proscrire cet usage ; tout ce que nous devons désirer, c'est qu'il le modère, et qu'il sache tellement mêler ce régime avec celui des végétaux, qu'il affaiblisse la trop forte influence du premier, par l'intervention du dernier. Il faut encore qu'il ne commette point dans l'usage des aliments, des abus qui sont indépendants de leur quantité. En effet, il est important relativement à la quantité des aliments, qu'ils soient proportionnés au besoin, à la force individuelle, aux travaux, à l'âge et au sexe, etc.

Quelle est la proportion de substance animale, c'est-à-dire de viande, que peut consommer l'homme pour que la goutte ait le moins de prise sur lui ?

Le docteur Broussonnet, dans un mémoire présenté à l'Académie des Sciences, en 1790, l'estimait à un tiers de moins du chiffre des substances végétales consommées.

On a calculé aujourd'hui qu'il fallait, dans nos climats (régime du cavalier français), pour la nourriture :

Par jour..	Viande fraîche.........	125 grammes.
	Pain blanc de soupe......	516
	Pain de munition.......	750
	Légumes.............	200

A s'en tenir à ces chiffres, certes on ne supposerait pas que ce régime put déterminer la goutte chez une personne qui y est même prédisposée, et nous croyons, en effet, que le fait serait impossible; néanmoins, il faut savoir que le pain, les légumineux, contiennent aussi des matières azotées. Ainsi, voici un tableau synoptique des substances précitées, avec le chiffre des matières azotées sèches ou non sèches :

	grammes.	matières azotées sèches.	matières azotées non sèches.
Viande fraîche....	125	70	»
Pain blanc de soupe.	516	64	596
Pain de munition ..	750		
Légumes.........	200	20	150
		154	746

Les 154 grammes de matières azotées sèches correspondent à 22 grammes 05 d'azote, et les 746 grammes de matières non azotées sèches représentent 328 de carbone.

En 1854, M. Payen est arrivé à préciser, d'une manière encore plus mathématique, la quantité d'aliments nécessaires à un adulte ; mais ajoutons qu'il ne faut pas accorder à ces évaluations une importance trop absolue, car la ration doit toujours être relative à la dépense, c'est-à-dire à la fatigue corporelle, à la saison, au climat, etc.

Répétons, pour l'hygiène de la goutte, que les excès en aliments azotés peuvent seuls être nuisibles, car l'utilité de ces substances est, aujourd'hui, pleinement démontrée. La nature des aliments influe d'ailleurs singulièrement sur l'organisation physique de l'homme, et modifie puissamment son caractère et ses mœurs. Dans les pays, dit Cabanis, où la classe indigente vit presque uniquement de châtaignes, de blé sarrasin, ou d'autres aliments grossiers, on observe que dans cette classe l'intelligence est très-obtuse. Parmi les peuples sauvages, dont aucune institution politique n'a modifié les mœurs, les voyageurs ont observé que ceux dont la principale nourriture est la chair sont plus courageux, plus intelligents, plus actifs que les tribus qui se nourrissent surtout de végétaux.

IV

Abus des spiritueux.

La principale des boissons spiritueuses est le *vin*, liqueur fermentée, aussi saine qu'agréable, qu'on tire du fruit de la vigne ou du raisin ; prise avec modération, elle donne de l'énergie, fortifie l'estomac, favorise la circulation et la transpiration, facilite le jeu de toutes les autres fonctions corporelles, en même temps qu'elle anime celles qui sont morales ; elle inspire la joie, la gaîté, le courage, ranime avantageusement, réchauffe utilement ; mais elle arrête sûrement les progrès de l'accroissement dans l'enfance et la jeunesse. L'usage du vin réussit à tous les tempéraments, et particulièrement à tous ceux qui sont lents et pituiteux. Il convient en général dans tous les climats, mais plus encore dans ceux qui sont chauds que dans ceux qui sont froids, dans les grandes chaleurs, que dans la saison rigoureuse. Il est surtout nécessaire après les grandes fatigues; mais, pris à l'excès, le vin échauffe, trouble toutes les fonctions, particulièrement celles du cerveau, cause des engorgements, la goutte, etc., et place l'homme, l'être le plus intelligent, au-dessous de la brute.

V

Les Passions.

Les passions, dans l'homme, sont des affections involontaires, plus ou moins vives, plus ou moins justes, pour ce qui plaît ou ne plaît pas. Il est de l'essence de l'homme, d'avoir des passions et des désirs : l'attraction qu'il éprouve pour certains objets, sa répulsion pour d'autres, sont dus à l'analogie ou à la discordance qui se trouve entre ses organes et les choses qu'il aime ou qu'il hait.

On a fort mal connu les passions, quand on les a regardées comme des maladies de l'âme, qu'il fallait totalement déraciner ; on pourrait dire avec autant de justesse, que la faim est une maladie, parce qu'il y a des imprudents qui se donnent des indigestions. Les passions ne deviennent bonnes ou mauvaises, que par l'usage qu'on en fait : elles sont la suite des besoins, conséquemment inhérents à la nature de l'homme, et nécessaires à sa conservation et à son bonheur; ce sont des vents, sans lesquels le vaisseau ne pourrait naviguer.

Mais lorsque les passions sont portées à l'excès, c'est alors qu'elles deviennent redoutables pour la santé, et surtout chez les individus atteints de maladies chroniques, telle que la goutte. C'est souvent chez eux dans un accès de colère que la goutte *remonte*, comme on le dit vulgairement, et c'est, en effet, le déplacement subit de cette affection sur un organe important à la vie, qui enlève quelquefois le malade avant qu'on ait pu lui apporter les secours de l'art.

VI

Vie sédentaire. — Sexe masculin.

La suite de mouvements musculaires que l'homme fait naturellement et avec plaisir, constitue l'exercice. D'après sa structure, l'exercice lui est aussi nécessaire que les aliments; et, en général, plus il s'exerce, plus il travaille, quand il n'excède pas ses forces, mieux il se porte.

L'exercice a le plus grand pouvoir sur la santé; c'est en quelque sorte lui qui règle la force et le retour de l'appétit; l'individu qui fait peu d'exercice n'en a en général qu'un médiocre, ou même en manque tout-à-fait, tandis que l'artisan qui se livre, surtout en plein air, à des travaux pénibles, éprouve une faim qu'il ne peut apaiser qu'avec une grande masse d'aliments. Mais si l'exercice modéré est le stimulant le plus actif de l'appétit, la fatigue produit un effet contraire; cette dernière appartient à un véritable état maladif, et l'estomac n'est pas moins sensible à la douleur des muscles qu'à celle des autres parties. Reconnaissons, toutefois, que la vie sédentaire est en général plus à redouter, pour la goutte, que la vie active : elle est la source de beaucoup d'autres maux physiques, en épaississant les humeurs, relâchant les solides, énervant le corps et accélérant la vieillesse; enfin, elle prédispose, après la goutte, aux calculs de la vessie et à la mélancolie.

Le sexe masculin est plus sujet à la goutte que le sexe féminin, par les raisons que nous en avons données. Les évacuations périodiques des femmes, leur plus grande tempérance, en préservent un grand nombre : toutefois, elles n'en sont pas exemptes, et alors quand cette affection les atteint, elles en souffrent quelquefois moins patiemment que les hommes.

VII

Défaut de transpiration.

La transpiration est cette excrétion continuelle et abondante du corps, qui s'opère par les pores de la peau. Elle diffère de la sueur, qui est la transpiration excessive occasionnée par les grandes chaleurs ou les exercices violents. La transpiration, cette excrétion, la plus abondante de toutes, est de la plus grande utilité dans l'économie animale, pour purifier la masse du sang des substances hétérogènes et nuisibles, qui n'ont pu être enlevées par les autres organes excréteurs. Elle a un autre avantage : c'est de tenir flexible et souple, l'organe de la peau et du toucher, conséquemment d'entretenir sa sensibilité et d'empêcher la sécheresse, que l'air et les corps extérieurs lui communiqueraient.

En effet, la diminution ou la suppression de cette humeur, laisse le sang imprégné des substances étrangères à sa pureté, et dont il doit constamment se débarrasser; ce séjour, contre nature, lui donne de l'âcreté, gêne la circulation, irrite le système nerveux, et cause une foule de maux, d'autant plus considérables, que les hommes, qui ne se doutent souvent pas du danger qu'ils courent, ne se mettent pas en garde contre ses atteintes. On n'imagine pas, en général, que le froid, que l'humidité, qu'une habitation basse, exposée au nord, puisse devenir l'origine d'un grand mal; qu'il soit dangereux de s'asseoir sur l'herbe, sur des pierres, de rester trop tard au serein, de passer subitement du chaud au froid, etc. Cependant il n'y a pas de doute que la transpiration ne se supprime dans ces circonstances, et l'on ne doit plus s'étonner si tant de gens, sans y avoir fait attention, se sont mis dans le cas d'être saisis par la goutte, les rhumatismes, les maux de gorge, les rhumes, les inflammations, les engorgements, enfin, de la majeure partie des maux qui, dans nos climats septentrionaux, désolent l'humanité. Si les tempéraments vigoureux ne peuvent échapper au danger, dans les circonstances dont nous venons de parler, combien plus ne sont-elles pas à redouter pour les personnes qui ont quelques parties faibles, qui sont délicates ou convalescentes.

VIII

Saisons. — Climats.

Si l'on considère toutes les créatures vivantes qui peuplent la terre, on les verra soumises, dans les phases de leur durée, non-seulement à l'action des climats permanents de chaque contrée, mais surtout à l'empire de ce mouvement perpétuel des saisons, sortes de climats passagers qui visitent tour-à-tour les régions de ce globe, et qui entraînent dans leur cercle sans cesse renouvelé toutes les existences.

L'homme avec ses vêtements, ses habitations et l'usage du feu, peut-il se soustraire à l'empire des saisons, dont la chaîne éternelle entraîne ainsi toutes les créatures dans son cours inévitable ? Non, sans doute ; l'hiver, comme l'été, pénètrent dans la demeure des souverains mêmes, et viennent saisir, jusque sur le trône, le monarque ; l'influence des saisons frappe l'innocent à la mamelle, comme le vieillard qui fuit en vain le cercueil. Ce sont les rouages de la grande horloge du monde, qui marquent les heures de notre vie et les phases de notre durée. Nous sommes donc entraînés par cette force inexorable des astres qui roulent dans les cieux, et qui dévident le fil de nos destinées. Qui peut s'y soustraire? Il vaut mieux apprendre à s'y résigner, et connaître du moins les moyens de parcourir notre route avec plus d'avantages, de sûreté et de bonheur.

La goutte peut exister dans le printemps, à cause de la chaleur, qui, commençant à se faire sentir, met en mouvement tous les principes dont le sang est chargé. L'été est la saison la plus favorable aux goutteux. La raison en est simple. Comme la cause médiate ou immédiate de cette maladie est le défaut ou l'excès de transpiration ; il n'est pas étonnant que les goutteux, dont la lymphe est épaissie et condensée, ne dissipent une grande partie de cette humeur morbide pendant les grandes chaleurs, mais ce mieux n'existe qu'à la condition de ne faire d'excès en aucun genre, d'éviter les refroidissements, etc. L'automne et l'hiver sont, au contraire, les saisons les plus défavorables aux goutteux, justement par le défaut de transpiration, que ne favorise nullement l'air atmosphérique, surtout chez les vieillards.

Quant aux climats, leur influence est également manifeste sur la production de la goutte. Cœlius Aurelianus dit que cette maladie se faisait sentir, par exemple, dans Alexandrie et et dans la partie de la Carie qui baigne la mer d'Égypte. Galien dit aussi que, de son temps, il y avait des pays plus sujets que d'autres à cette terrible affection. Sennert ajoute que le nombre des goutteux était bien moins considérable dans les pays d'Allemagne qu'il habitait que du côté de la Moravie et de la Hongrie. Cette disposition à la goutte, dit le docteur Ponsart, dépend de l'air qu'on respire dans certaines contrées et des aliments ou boissons dont on y fait usage. L'Angleterre, la Hollande, et surtout Amsterdam, voient sévir cette maladie, à cause de leur humidité et des brouillards qui s'en exhalent.

Les peuples de ces contrées sont, pour ainsi dire, ensevelis dans une espèce de bain qui relâche les tissus fibreux et musculaires, diminue et arrête la transpiration. Par la même raison, l'usage immodéré des bains chauds, l'habitation des pays marécageux ou de ceux voisins des fleuves prédisposent à la goutte. L'Espagne et l'Italie, au contraire, connaissent à peine cette maladie, tandis que la plupart des provinces de la Flandre, surtout celles du Nord, la voient sévir constamment.

Symptômes de la Goutte.

Y a-t-il une différence entre la goutte et le rhumatisme des articulations? MM. Chomel et Requin croient que rien ne légitime une distinction fondamentale entre ces deux maladies,

Ces médecins reconnaissent que la goutte se distingue par ses accès, par l'acide urique que contiennent en abondance les urines, par sa coexistence avec la gravelle, par les concrétions calculeuses (*tophus*) qu'elle dépose dans les jointures, par sa prédilection pour les gens riches et bien nourris, etc.; mais ils prétendent aussi que tout cela se trouve dans le rhumatisme, quoiqu'à des degrés moindres. Le fait est qu'il y a la plus grande analogie entre le siége, les symptômes, la marche et les accidents consécutifs de ces deux affections, bien que l'une dépende plus spécialement de l'action du froid humide, et l'autre d'une alimentation trop succulente. La goutte, dit Authenac, paraît pouvoir embrasser la totalité des articulations, des tendons, des ligaments, des synoviales et des cartilages, sans qu'il soit possible de discerner quel est l'organe d'entre eux qu'elle affecte primitivement. Elle peut quelquefois changer de siége, se porter au cerveau, à la poitrine, au bas-ventre, etc., et prendre soudainement les apparences de l'apoplexie, de la gastrite, de l'asthme convulsif, ou de toute autre affection spasmodique du thorax, de l'abdomen : de là, sa division *en goutte régulière ou des articulations*, et *en goutte irrégulière ou des viscères*. — L'une et l'autre reconnaissent pour causes : une disposition héréditaire ; une nourriture animale abondante ; la suppression d'une hémorrhagie habituelle ; une vie sédentaire ; l'abus des liqueurs fermentées, des plaisirs vénériens ; une grande application à l'étude ou aux affaires ; l'intermission brusque d'une vie active ; des veilles prolongées ; des évacuations excessives ; l'impression du froid sur les membres abdominaux.

1° Goutte régulière ou goutte des articulations. — L'affection inflammatoire de quelques-unes des articulations constitue une attaque de goutte régulière. Son invasion a lieu le soir ou dans la nuit, et, dans le premier temps, à l'articulation du gros orteil. — Frisson qui cesse par degrés, à mesure que la douleur augmente, et qui est remplacé par un sentiment de chaleur ; continuation de la douleur pendant près de 24 heures, et ensuite sa rémission lente et graduée, avec rougeur et gonflement de la partie affectée ; les jours suivants, retour de la douleur et de la fièvre vers le soir, avec leur diminution progressive, terminaison de l'accès dans un délai qui varie, suivant les circonstances et les individus. Lorsque la maladie est récente, les accès sont quelquefois plusieurs années avant de reparaître, mais à mesure qu'elle vieillit, ils deviennent à la fois plus fréquents, plus longs et plus douloureux ; le nombre des articulations attaquées s'accroît, et la goutte semble les parcourir toutes, les unes après les autres : avec le temps, les parties articulées s'affaiblissent, leur rigidité augmente, des concrétions calcaires se forment dans l'intérieur de l'articulation, et les membres perdent quelquefois la faculté de se mouvoir : quand les choses en sont venues à ce point, la goutte a changé de caractère ; sa marche n'a plus la même régularité ; ses accès ne se produisent plus dans un ordre aussi constant ; une impression générale de débilité les accompagne ; en un mot, ce n'est plus *la goutte régulière* ou *inflammatoire aiguë* avec son développement ordinaire, c'est *une goutte atonique*, *une goutte analogue à l'état chronique des inflammations.* C'est principalement à la suite de cette dernière variété de goutte, qu'on trouve les plus grands désordres dans les articulations qui ont été affectées : concrétions tophacées dans l'intérieur ou à l'entour des capsules articulaires; destruction des tendons, des muscles qui s'y rendent; extrémités osseuses gonflées, cariées, désorganisées; membres difformes et contournés, etc.

2° Goutte irrégulière ou goutte des viscères. — La diminution ou la cessation subite d'une affection goutteuse régulière accompagnée d'une affection simultanée de quelque viscère et de la lésion de ses fonctions, voilà ce qu'on appelle *goutte interne, goutte rentrée, goutte irrégulière.* Il semble en effet que la goutte abandonne alors son siége naturel, son siége primitif, pour se transporter sur les organes les plus importants, tels que le cerveau, le poumon, le cœur, l'estomac, les intestins, et mettre la vie en danger par les désordres qu'elle y excite : chacune de ces métastases se reconnaît aux symptômes particuliers de l'affection nouvelle qu'elle développe, en changeant elle-même de forme; celle de l'estomac est annoncée par des anxiétés, des vomissements, une cardialgie violente; celle de la poitrine, par des palpitations, une grande difficulté de respirer, des syncopes, la phthisie; celle de la tête, par des vertiges, une céphalalgie violente, un état comateux, l'apoplexi , la paralysie, etc.

Traitement de la Goutte et du Rhumatisme.

Jusqu'à ce jour, une confusion effroyable a régné dans le traitement de ces maladies, rebelles à toute espèce de médication. Les uns ont ordonné des purgatifs ou des vomitifs, les autres des saignées, des sangsues; d'autres enfin des embrocations huileuses, calmantes, ou des frictions sèches, irritantes, des sinapismes, des vésicatoires, l'usage des douches, des bains de vapeur, etc., etc. La plupart de ces moyens sont aujourd'hui incapables d'amener une guérison complète, et si par eux l'on a obtenu quelques succès passagers, le principe du mal, *non expulsé de l'économie*, n'a pas tardé à reparaître, soit par suite d'un excès de table, de la fatigue, soit sous l'influence des saisons ou des variations subites de l'atmosphère. Presque tous les auteurs, à l'exception peut-être du professeur Chomel, ont voulu établir une distinction entre le *rhumatisme* et la *goutte*, et comprendre sous cette dénomination une maladie caractérisée par la douleur, le gonflement et la rougeur des petites articulations, occupant presque toujours au début le gros orteil, mais pouvant s'étendre aux grandes articulations et donner lieu secondairement à des troubles divers, surtout du côté des fonctions digestives ; — cette distinction ne repose que sur des signes illusoires, sans valeur aucune pour le médecin praticien. Je n'en citerai qu'un exemple : on a prétendu que dans la goutte, *la douleur existait sous la forme d'un point*, tandis que dans le rhumatisme *elle était étendue* et *large*; et nous avons connu un médecin de l'Hôtel-Dieu de Paris, homme fort distingué d'ailleurs, se fonder sur ce caractère pour établir le diagnostic entre le rhumatisme et la goutte! Pour nous, il nous est impossible, après avoir étudié depuis plus de vingt ans ces affections, d'établir entre elles une distinction fondamentale, aussi disons-nous avec quelques médecins, *que la goutte est un rhumatisme développé chez des sujets d'une organisation particulière, dans des conditions héréditaires ou hygiéniques qui ne sont pas celles de tous les rhumatisants*.

L'un des moyens qu'on a vanté avec le plus de raison sans doute, dans le traitement de ces affections, c'était l'emploi des bains de vapeurs; mais ici on excitait, on provoquait une transpiration de l'extérieur à l'intérieur, tandis que le contraire doit avoir lieu; aussi notre médication, *entièrement sudorifique,* procède-t-elle à l'opposé, puisqu'elle expulse le principe qui produit la goutte ou les rhumatismes, de l'intérieur à l'extérieur. Des succès nombreux justifient cette méthode, qu'un grand nombre de nos confrères ont déjà adoptée dans leur pratique.

Loin donc de nous le traitement antiphlogistique (saignées, sangsues, etc.), que nous n'employons que dans certains cas, mais que nous remplaçons, dans la plupart, par une médication rationnelle. Ce traitement, aidé du régime que nous prescrivons, a délivré à jamais des malades dont l'état de souffrance faisait le désespoir.

Des Rhumatismes.

On donne le nom de rhumatisme à une affection mobile, attaquant plus particulièrement les parties fibreuses des jointures et les muscles, et caractérisée par une douleur plus ou moins vive, à laquelle se joignent assez souvent des symptômes inflammatoires.—Le nom de rhumatisme vient de deux mots grecs, *rhéo*, je coule, et *rheuma*, flux, courant. Cela ne nous indique nullement la nature de cette maladie, qui n'a été bien décrite que depuis Sydenham. Aussi, écoutons le professeur Grisolle au sujet de cette affection :

Lorsqu'on étudie, dit-il, les différentes formes sous lesquelles se présente à nous l'affection rhumatismale, on trouve d'abord entre elles tant de dissemblance, qu'on serait tenté d'y voir tous autres états morbides distincts les uns des autres. Que de différences n'y a-t-il pas, par exemple, entre les douleurs erratiques, mobiles des muscles, et le rhumatisme articulaire aigu! Cependant, il est facile de reconnaître que ces maladies, en apparence si distinctes, ne diffèrent que par la forme; elles coexistent entre elles, se remplacent, alternent les unes avec les autres, surviennent sous l'influence des mêmes causes.

Les causes des rhumatismes sont la prédisposition, l'habitation des lieux bas et humides, les refroidissements, l'intempérance, la suppression d'évacuations habituelles, etc. Il peut affecter tous les âges, surtout les adultes et les vieillards; mais la répercussion de la transpiration excessive est une des causes les plus fréquentes des rhumatismes. Pour le prouver, nous allons emprunter au *Dictionnaire de la Conservation de l'Homme*, de M. B. Lunel, médecin, le passage suivant :

« Pendant la construction du pont des Arts, à Paris, on ne savait comment désaltérer les ouvriers dans les chaleurs de la canicule. Les savants Vauquelin, Thénard et Darcet, avaient imaginé un composé d'eau, de vinaigre, de mélasse, de jus de réglisse et d'eau-de-vie; mais la transpiration provoquée par cette boisson augmentait considérablement le nombre des malades, qu'il fallait transporter à l'hôpital. On soupçonna bientôt, et l'on vérifia ce fait, que tous les acides végétaux poussent à la transpiration; on remplaça donc le vinaigre par deux millièmes d'acide sulfurique, qui suffirent pour arrêter les sueurs, tout en donnant à cette boisson un goût de limonade fort agréable. Beaucoup de personnes se trouvant fort bien de cette boisson, la préfèrent à *l'aqua limone* des Italiens, et sont fort heureuses d'avoir maintenu la transpiration dans de justes limites. Elles se sont trouvées, en outre, délivrées des rhumatismes, qui proviennent du refroidissement et d'une espèce de cristallisation saline de la sueur desséchée sur certaines parties du corps, telles que les épaules et les reins.

Ces cristaux d'acide urique, visibles au microscope, qui restent engagés dans les pores du tissu cellulaire, sont la véritable cause des douleurs produites par les tiraillements des muscles en action, qui subsistent jusqu'à l'entière solution ou expulsion de ces corps étrangers. »

Le rhumatisme est *articulaire* ou *musculaire ;* la maladie est aussi *aiguë* ou *chronique*.

Le *rhumatisme articulaire aigu* est souvent précédé de malaise et de fièvre plus ou moins vive. Après deux à trois jours, une ou plusieurs articulations deviennent rouges, douloureuses, et se tuméfient. Dans quelques cas, la douleur existe sans rougeur, mais le plus souvent il s'y développe de la chaleur et une teinte rosée. La maladie se porte souvent d'une articulation à une autre, revient sur les premières attaquées pour les quitter encore et les atteindre de nouveau. En général, les douleurs sont atroces : elles arrachent des cris au malade. On voit, par fois, le rhumatisme articulaire se généraliser, et condamner le patient à une immobilité incomplète. La maladie dure de quelques jours à cinq à six mois ; le plus ordinairement elle se termine par résolution, sans laisser de traces ni aucune de ces complications (maladies du cœur), que quelques auteurs regardent comme si fréquentes.

Le *rhumatisme articulaire chronique* succède quelquefois à l'état aigu. Les articulations sont douloureuses et comme empâtées : les mouvements deviennent difficiles et très-bornés ; la rougeur et la chaleur locales sont peu intenses ; le gonflement articulaire, ordinairement très-lent. Il y a rarement un mouvement fébrile, mais seulement malaise, perte d'appétit et quelquefois privation de sommeil. A la longue les membres maigrissent, s'atrophient, et restent dans un état de contraction ou de demi-flexion; souvent la maladie laisse des dépôts de matières (*gélatine albumineuse*), ou des concrétions *tophacées* ; alors le rhumatisme est dit *goutteux,* et devient même parfois assez difficile à distinguer de la goutte.

Le *rhumatisme musculaire* diffère du rhumatisme articulaire, en ce qu'il se manifeste dans la continuité des membres et que la partie affectée n'offre ni rougeur, ni tuméfaction, ni chaleur, ni réaction fébrile. Il peut attaquer toutes les parties du corps, mais selon le siége de la douleur, il reçoit des noms particuliers (*torticolis*, rhumatisme du cou, *lumbago*, rhumatisme des reins), etc.

Traitement.

Il se rapproche beaucoup de celui de la goutte. Nous prescrivons d'abondantes diaphorèses, qui dissolvent les cristaux d'acide urique, lesquels, selon quelques auteurs, constituent le rhumatisme musculaire, et ramène promptement les organes à leur état normal.

DES NÉVRALGIES.

Le nom de *névralgie* a été donné à une affection du tissu nerveux et particulièrement des nerfs, caractérisée par *l'exagération de la sensibilité et par une douleur vive, exacerbante, souvent intermittente*. Le symptôme dominant de la névralgie est en effet la douleur, qui affecte surtout les parties pourvues de nerfs sensibles et les cordons nerveux sensitifs, surtout les nerfs des 5e, 7e et 8e paires cérébrales et ceux des racines postérieures de la moëlle épinière. — On connaît peu les causes des névralgies ; toutefois, nous savons que les variations atmosphériques ont une grande influence dans la manifestation des douleurs névralgiques, ainsi que les affections vives de l'âme et l'exagération native d'une constitution nerveuse. Aussi les femmes y sont-elles plus sujettes que les hommes. — Les miasmes marécageux produisent aussi la névralgie, qui revêt alors le type intermittent comme les fièvres dues à la même cause. — Le rhumatisme et la goutte, par une sorte de métastase ou de toute autre manière, donnent lieu à des douleurs qui, lorsqu'elles occupent les dernières ramifications des nerfs, simulent parfaitement celles du rhumatisme musculaire ou fibreux chronique. Il faut qu'on le sache, les douleurs névralgiques sont confondues très-souvent avec les rhumatismales, et réciproquement. L'inconvénient n'est pas grand, car ce qui soulage les unes convient aux autres. Il faut qu'on se persuade bien aussi que ces affections sont extrêmement fréquentes, et que peu de personnes sont tout-à-fait exemptes de douleurs quelconques, contre lesquelles la thérapeutique ordinaire ne peut presque rien. La syphilis est encore une cause de névralgie.

Les névralgies se reconnaissent aux symptômes suivants : douleur vive, déchirante, quelquefois et surtout dans le commencement avec engourdissement, plus souvent avec pulsations, élancements et tiraillements successifs, sans rougeur, sans chaleur, sans tension ni gonflement apparent de la partie : cette douleur revient par accès plus ou moins rapprochés, est souvent irrégulière et fixée sur un tronc ou une branche de nerf : dans le temps du paroxysme, elle se propage et s'élance du point primitivement affecté, sur toutes les ramifications, les parcourt jusque dans leurs dernières extrémités, et les suit dans leurs diverses connexions ; elle les affecte toutes ensemble, ou successivement ; d'autres fois elle se borne à un ou deux filaments nerveux.

Les moyens proposés et tentés avec plus ou moins de succès pour le traitement des névralgies doivent varier suivant la cause déterminante, et les circonstances où se trouve le malade ; ces moyens sont : — *La saignée*, généralement utile dans les premiers temps, particulièrement après la cessation d'une évacuation sanguine. — *Les vomitifs* : ils conviennent surtout au commencement, s'il y a signes de saburre et d'affection catarrhale ; mais ils doivent être placés avant ou après l'accès, et réitérés suivant le besoin. — *Les délayants, les laxatifs* en boisson, en lavement. — Les purgatifs avec circonspection ; les purgatifs âcres sont souvent nuisibles. — *Le quinquina* associé, suivant les circonstances, avec la valériane, les sels neutres, les purgatifs, etc., souvent efficaces dans les affections périodiques. — *L'opium uni*, suivant le besoin, au camphre, à des sels neutres. — *Les bains de jambes sinapisés.* — *Les frictions* douces avec l'éther, l'huile. — *Les exutoires* : les vésicatoires, des éruptions, des abcès, ou des suintements spontanés, les caustiques parvenus jusqu'au nerf affecté et y entretenant une longue suppuration, des fonticules, ont eu des succès bien constatés : — *Différents remèdes actifs* : les frictions mercurielles, les antimoniaux, l'extracto-résine de gaïac, l'arnica, les plantes narcotiques, etc., l'aimant, l'électricité. — *Quelques opérations chirurgicales;* telles que la section du nerf affecté qui n'a procuré quelquefois qu'un soulagement passager et qui a été suivi de spasmes et de la mort, l'excision des tubercules sous-cutanés, la cautérisation ou la section complète d'un filet nerveux qui a été entamé par une plaie. — *Enfin, les moyeus hygiéniques.* Dans tous les temps, nourriture douce, légère, en petite quantité; quelquefois diète laiteuse, exercice en voiture, à cheval. Les passions vives; l'excès des aliments; les boissons vineuses, alcooliques; la fatigue de l'estomac, augmentent la fréquence et l'intensité des douleurs.

La plupart de ces moyens sont si souvent infidèles, que nous avons dû soumettre les névralgies à notre méthode de traitement. De même que celle-ci expulse le principe qui produit la goutte ou le rhumatisme, de même aussi elle triomphe d'affections qu'on déclarait jadis rebelles à toute espèce de médication.

Traitement externe des maladies précitées.

Après avoir établi notre traitement interne, qui est très-rationnel puisqu'il a pour but de pousser de l'intérieur à l'extérieur la transpiration, de traverser les articulations et de ramener à l'état normal les liquides qui ont de la tendance d'abord à s'épaissir et à se décomposer en laissant déposer des sels qui deviennent une gêne pour les mouvements articulaires et qui occasionnent une douleur excessivement grande, nous avons cherché, en voyant la répugnance qu'éprouvent les malades à prendre les médicaments à l'intérieur, un moyen qui puisse le remplacer. Nous avons pensé qu'un topique appliqué sur la partie malade, après une friction faite soit avec la main, de la flanelle, un gant de crin ou une brosse de chiendent, pendant cinq minutes, serait un moyen très-puissant pour exciter les fonctions de la peau, lui donner plus de force, de souplesse, en un mot de ramener sa vitalité et de faire disparaître ainsi les douleurs intolérables éprouvées par les malades en leur rendant la santé.

Lorsque le tissu cutané se trouve obstrué par la matière sébacée, lorsque les pores ne permettent plus la respiration nécessaire à la vitalité, nous avons recours à notre *excitateur révulsif*, petit appareil qui nous permet d'obtenir, à l'aide de nouvelles ouvertures sur la surface cutanée, 1° une exhalation plus complète à la périphérie du corps, 2° une absorption plus prompte et plus sûre de notre topique, et partant un traitement instantané.

Les résultats obtenus par cette méthode nous donnent la certitude, 1° d'arrêter la marche des accès, 2° d'enlever les douleurs, 3° de les prévenir.

Quant à notre *excitateur révulsif*, il est des plus simples et des plus ingénieux; qu'on se figure une espèce de capsule dans laquelle sont fixées trente petites pointes. Un ressort à boudin faisant marteau est fixé à cette capsule, renfermée elle-même dans une gaîne.

Il suffit de faire agir le ressort pour obtenir

des ouvertures très-légères à la peau, qui n'est nullement percée jusqu'au sang, car nos pointes sont si fines qu'elles écartent les tissus et ne les déchirent pas. C'est sur ces ouvertures qu'est appliqué notre topique en frictions.

www.ingramcontent.com/pod-product-compliance
Ingram Content Group UK Ltd.
Pitfield, Milton Keynes, MK11 3LW, UK
UKHW021006220726
13924UKWH00002B/911

9 782019 628666